LE CHOLÉRA

SYMPTOMES

MESURES PRÉVENTIVES

PAR

PAUL DE JOUVENCEL

Prix : 25 centimes

PARIS

LIBRAIRIE CENTRALE DES PUBLICATIONS POPULAIRES

H. MARTIN

45, rue des Saints-Pères

1883

LE CHOLÉRA

SYMPTOMES

MESURES PRÉVENTIVES

LE CHOLÉRA

SYMPTOMES

MESURES PRÉVENTIVES

PAR

Paul de JOUVENCEL

Prix : 25 centimes

PARIS

LIBRAIRIE CENTRALE DES PUBLICATIONS POPULAIRES

H. MARTIN

45, rue des Saints-Pères

1883

LE CHOLÉRA

MESURES PRÉVENTIVES

I

Plusieurs voisins de campagne m'ont prié de leur indiquer un écrit récent et succinct sur les précautions à prendre contre le choléra. Après avoir cherché inutilement un tel écrit, j'ai extrait des documents scientifiques publiés à diverses époques les notions qui suivent.

D'ailleurs, le choléra asiatique n'ayant pas paru depuis longtemps chez nous, il existe aujourd'hui beaucoup de personnes qui n'en ont entendu parler que dans leur enfance et qui ne sauraient point même en discerner les premiers symptômes. C'est pourquoi il importe de faire bien connaître ces premiers symptômes, car, presque toujours, la maladie à son début peut être combattue avec succès.

A la vérité, chez certains individus, le choléra asiatique se montre tout à coup. Il se déclare alors par un malaise subit et des évacuations répétées, accompagnées de crampes violentes suivies de syncopes. Quelquefois même le choléra est foudroyant, presque sans qu'il y ait eu aucun malaise précurseur. Ces cas sont rares et ne se rencontrent guère qu'au début de l'épidémie. .

Le plus souvent la maladie s'annonce par un état de souffrance vague, des coliques sourdes et de la diarrhée.

D'autres fois la pâleur et l'anxiété du visage, une difficulté de s'occuper d'aucun travail, des pesanteurs d'estomac avec des mouvements dans les intestins sont les seuls symptômes.

Souvent encore la diarrhée se montre seule, elle est alors très-peu douloureuse.

Cet état *prémonitoire*, quelle qu'en soit la forme, dure habituellement un ou deux jours ; quelquefois plus, quelquefois moins.

En se développant, la maladie cause des vomissements, et les évacuations se répètent : on observe jusqu'à quinze et vingt selles en vingt-quatre heures.

La vue est ordinairement troublée pendant tout le cours de la maladie ; la voix, d'abord faible, devient constamment rauque et sifflante.

Les matières évacuées par le bas sont d'abord séreuses, bilieuses ; bientôt elles se composent d'un liquide blanchâtre, granuleux comme du petit lait non clarifié, ou semblable à une bouillie un peu claire, d'une odeur fade ; c'est ce qu'on désigne sous le nom de *matière cholérique :* on y distingue quelquefois des traces de bile ou de sang.

« Ces évacuations manquent très-rarement et se continuent souvent jusqu'à la fin de la maladie. Une soif vive, une douleur profonde à l'épigastre, un hoquet prolongé les accompagnent ordinairement. En même temps des crampes extrêmement pénibles se montrent dans les membres et surtout dans les mollets ; elles se propagent à presque tous les muscles du corps, ceux du ventre et des membres sont souvent dans un état de contracture ; on observe aussi des mouvements spasmodiques ; les doigts et les orteils s'écartent et se recourbent, le pouls s'affaisse et devient presque insensible. » (docteur Tardieu).

Les traits sont altérés, le malade tremble et se refroidit rapidement, des plaques bleuâtres se montrent d'abord aux extrémités; presque toute la peau devient bleuâtre, les doigts sont ridés, les ongles presque noirs, l'œil est enfoncé, il s'entoure d'un cercle noirâtre, l'haleine et la langue sont froides, le nez est froid, le pouls cesse, les urines sont supprimées. Cependant l'intelligence reste entière.

Cette première période du choléra grave est appelée *période Algide*, c'est-à-dire froide; cependant ces symptômes effrayants ne sont pas toujours mortels. Après les avoir éprouvés, on revient très-souvent à la santé.

Il est à remarquer qu'en temps de choléra, surtout au début de l'épidémie, beaucoup de personnes souffrent de crampes très-pénibles, sans que le choléra s'ensuive chez elles. Les crampes seules ne sont donc pas, en général, un symptôme redoutable.

Dans la deuxième période, dite *période de réaction,* la chaleur revient peu à peu, le pouls renaît ainsi que les couleurs, l'œil s'anime, les vomissements deviennent moins fréquents, la diarrhée persiste, mais la matière cholérique disparaît des évacuations, les urines reparaissent, tous les symptômes de la première période se dissipent peu à peu.

La durée moyenne du choléra est de un à trois jours.

Assurément ce tableau est fort vilain, mais il importe que les symptômes du choléra soient bien connus, ainsi que les signes précurseurs qui l'annoncent chez les malades.

Quelquefois les symptômes graves se dissipent en peu de temps, et un malade qui semblait près de mourir, froid comme marbre, sans pouls et sans force, reprend très-promptement sa physionomie et ses occupations habituelles. Cependant la guérison entière est ordinairement beaucoup plus lente ; elle exige alors des soins extrêmes et les conseils minutieux d'un médecin.

Les deux sexes sont également atteints.

Ceux qui ont été atteints du choléra grave que nous venons de décrire, sont presque toujours préservés d'une seconde attaque.

Mais il existe une autre forme de la maladie, c'est la *cholérine*. Elle présente des symptômes très-semblables à ceux qui marquent le début du choléra grave ; cependant, elle est rarement accompagnée de crampes, et jamais elle ne produit la couleur bleuâtre de la peau. Le nombre

des cas de cholérine, en temps d'épidémie, est ordinairement beaucoup plus
grand que le nombre des cas de choléra
grave.

Dans l'état actuel de la science, il est im-
possible de dire par quelles causes le choléra asiatique, sortant tout à coup des
contrées où il est endémique, c'est-à-dire
habituel, prend le caractère épidémique et
se met en marche pour ravager le monde ;
mais on peut signaler certaines circons-
tances propres à désigner un individu ou
une population aux coups du choléra.

Quant aux individus, les fatigues exces-
sives, le travail d'esprit trop prolongé, un
mauvais régime alimentaire, les fruits non
mûrs, les boissons d'eau froide ou de
glaces, l'abus des purgatifs, les excès de
table, l'abus des liqueurs alcooliques pré-
disposent sans aucun doute au choléra.
Nous noterons une remarque significative :
le nombre des entrées aux hôpitaux des
cholériques est beaucoup plus grand le
lendemain d'un dimanche ou d'un jour
de fête qui donne lieu à des excès de bois-
son, que dans les autres jours.

Quant aux centres de populations, la
malpropreté, les émanations des matières
végétales et animales en putréfaction, l'en-

combrement des individus dans des maisons humides et mal ventilées, le voisinage des eaux stagnantes sont des causes non douteuses qui tendent à donner au choléra le caractère le plus grave.

Le choléra est-il contagieux, c'est-à-dire se transmet-il d'un individu à un autre par le contact ?

Evidemment, le contact n'est pas le mode de transmission général du choléra, puisque des milliers de médecins et d'infirmiers ont soigné des cholériques dans l'état le plus grave sans être atteints. Souvent, dans une famille vivant sous le même toit, un seul individu a été atteint, tandis que les parents et les serviteurs sont restés en bonne santé. Bien plus, deux personnes étant couchées dans le même lit, l'une a été atteinte du choléra grave avec coloration bleue de la peau, et l'autre, la tenant dans ses bras pour la réchauffer, n'a éprouvé aucun symptôme de la maladie.

Dans sa marche à travers le monde, le choléra procède le plus souvent par bonds. Il pourra, par exemple, se manifester à Berne, et, peu après, à Paris, sans qu'aucun cas de choléra ait été signalé entre Berne et Paris.

Toutefois, on croit avoir reconnu que les lainages et les vêtements de laine sont des agents de transmission fort dangereux, lorsqu'ils sont apportés d'une contrée envahie par le choléra.

II

Les précautions individuelles à prendre pour se préserver de cette maladie sont aussi simples qu'importantes.

A l'approche du choléra, on doit éviter le froid humide, surtout vers l'estomac. Il faut donc se vêtir plus chaudement que d'habitude et porter une large ceinture de flanelle sur le ventre. Il faut changer de vêtements si l'on est mouillé et tenir les pieds chauds et secs. La propreté du corps doit être aussi rigoureuse qu'il sera possible.

Ceux qui ont habituellement un bon régime n'y doivent faire aucun changement.

Ceux qui ont un mauvais régime, soit par goût, soit par habitude, ou pour d'autres causes, doivent s'efforcer de l'améliorer.

Il ne faut point coucher sur la terre nue, ni boire lorsqu'on transpire ; il ne faut pas manger du pain mal cuit ou sortant du four ; ni végétaux crus, ni fruits verts, pas de mets salés provoquant la soif, rien de vinaigré.

Chacun doit éviter l'usage des aliments qui lui sont contraires et qu'il digère mal ; pour les uns ce sont les choux, pour les autres les farineux ; pour quelques-uns ce sera le laitage, pour d'autres la charcuterie. Le melon est particulièrement dangereux. Il n'est pas prudent de laisser trop d'intervalle entre les repas. Enfin, on ne saurait trop redire que le plus petit écart de régime en temps de choléra peut être aussitôt puni de mort.

« Si l'on est bien pénétré de cette vérité capitale, que la vie d'un grand nombre d'hommes dépendra du soin avec lequel on observera et l'on combattra les phénomènes précurseurs du choléra, on possédera sans contredit le plus sûr spécifique pour diminuer les ravages de cette cruelle maladie. Mais il faut que cette conviction ne reste pas seulement acquise aux gens de l'art ; il faut qu'elle se répande dans tous les rangs de la société, afin que tout le monde sache qu'en temps d'épidémie, aucune indisposition, même la plus légère, ne doit passer inaperçue ; qu'un malaise en apparence insignifiant peut être promptement suivi de l'explosion du choléra. On a, en général, le grand tort de ne se préoccuper dans cette circonstance que des troubles qui surviennent du côté des voies digestives, et notamment de la diarrhée. Mais nous savons, et nous devons insister sur ce point, que les prodromes ont souvent un tout autre caractère et consistent uniquement dans un abattement particulier, de la lourdeur de tête, des vertiges, et autres accidents nerveux assez variés, Ces deux ordres de phénomènes précurseurs ont une importance égale, mais réclament des soins particuliers. » (Docteur Tardieu).

Le temps qui s'écoule entre l'apparition des premiers symptômes, si on les néglige, et l'invasion du choléra grave, est ordinairement court ; il importe donc de mettre à profit ce temps précieux pendant lequel, si l'on enraye les symptômes précurseurs, on met par cela même obstacle au développement du choléra grave.

Ainsi, règle générale : dès qu'apparaît un trouble digestif, quelque léger qu'il soit, ou si même sans trouble digestif on éprouve en temps d'épidémie des vertiges, des lassitudes générales, le malade doit quitter toute occupation, se mettre au lit, observer une diète rigoureuse et faire appeler le médecin.

Si, pour une cause quelconque, la visite du médecin ne peut être immédiate, on fera prendre au malade des boissons chaudes, telles que l'infusion de thé, de menthe ou de tilleul. On entretiendra la chaleur du corps, on provoquera la transpiration en appliquant aux pieds, sur le ventre et de chaque côté du corps des lainages chauffés au feu ou des sacs contenant du sable ou de la cendre chauffés. Des bouteilles de grès remplies d'eau chaude pourraient également servir ; on les remplacera par d'autres à mesure qu'elles se refroidiront.

Il faut s'abstenir de découvrir le malade pour appliquer les sacs chauds, les lainages ou les bouteilles. On passe les uns et les autres sous les couvertures en évitant d'introduire l'air froid dans le lit. Les frictions sont fort utiles ; elles doivent se faire à sec avec la main chauffée préalablement, sans déranger les découvertures.

En cas de diarrhée, on donnera le matin et le soir au malade quatre gouttes de laudanum de Sydenham dans une tasse de tisane chaude. On donnera des demi-lavements tièdes composés d'eau de riz où l'on délaiera une cuillerée d'amidon, avec dix gouttes de laudanum.

L'eau de riz se prépare en faisant bouillir, dans un litre d'eau, environ vingt grammes de riz jusqu'à ce qu'il soit bien crevé.

Pour le dosage du laudanum, il faut incliner la petite fiole, qui le contient, jusqu'à ce qu'il en tombe des gouttes, une à une, que l'on compte jusqu'au nombre voulu.

Afin d'arrêter la diarrhée, on peut sans danger administrer ainsi, dans les tisanes et les lavements, en tout, une trentaine de gouttes de laudanum en vingt-quatre heures.

Si ces moyens n'arrêtent pas la diarrhée, on peut recourir au *sous-nitrate de bismuth* en poudre que l'on introduit dans les lavements à la dose de cinq à six grammes. On peut administrer ainsi jusqu'à trois ou quatre lavements bismuthés en vingt-quatre heures.

A l'approche d'une épidémie de choléra, les pères de famille, les cultivateurs, tous ceux qui ont sous leur direction un certain nombre de personnes, doivent se munir des moyens de traitement pour les premiers secours, c'est-à-dire : amidon, laudanum, sous-nitrate de bismuth, dosé en paquets de cinq à six grammes, thé, tilleul, menthe, ceintures de flanelle semblables à celles que l'on donne dans l'armée aux soldats, cruchons de grès, sacs de toile, d'un tissu serré, pour mettre de la cendre ou du sable.

Maintenir ou rappeler la chaleur, amener la sueur en même temps qu'on cherchera à arrêter les évacuations, telle est la règle principale du traitement à l'apparition des premiers symptômes.

Dès que la chaleur et le pouls reparaissent, on suspendra l'emploi des moyens qui auront été mis en œuvre pour rétablir la chaleur, car il faut éviter une réaction trop vive.

Nous ne disons rien de la convalescence qui exige presque constamment des soins minutieux et qui nécessite toujours l'intervention d'un médecin.

C'est alors qu'il faut se prémunir surtout contre l'humidité, les refroidissements et les indigestions très-graves que peut causer la moindre imprudence dans le régime.

· Si l'on demande un signe de l'approche imminente du choléra, je crois en connaître un qui n'a peut-être été signalé nulle part.

Lorsque les épidémies de choléra que j'ai vues en France et à l'étranger ont commencé en été ou en automne, j'ai constamment remarqué que, peu de temps avant l'explosion du fléau, toutes les mouches de maison avaient disparu.

III

L'observation a fait connaître que dans les habitations et les villages malpropres, la mortalité par suite du choléra est généralement beaucoup plus grande que dans les habitations saines et les villages bien entretenus. C'est donc un devoir de veiller partout à l'assainissement des rues, des cours, des écuries, étables, porcheries, par des curages répétés. Toutes les immondices doivent être enlevées et transportées loin des habitations.

Lorsqu'il existe dans les cours des dépressions du sol où séjournent des flaques d'eau croupissante, il faut remplir ces dépressions avec de la terre battue ou du sable.

Les habitants des campagnes jettent souvent les eaux de ménage et le contenu des vases de nuit sur le fumier devant leur porte. Cette coutume dangereuse doit cesser à l'approche du choléra.

On creusera dans un champ ou dans le jardin une petite fosse d'au moins 0^m80 de profondeur où l'on versera ces eaux. Il sera bon de verser dans cette fosse, chaque jour, une pelletée de chaux ou quelques litres d'un mélange désinfectant.

Ces précautions sont d'autant plus importantes qu'il paraît certain que les déjections des cholériques (vomissements ou selles), sont des agents très-actifs de la propagation de l'épidémie. L'enfouissement de ces déjections dans un trou fait à quelque distance de la maison, est donc une mesure de la plus grande importance.

Il est nécessaire de désinfecter souvent et rigoureusement les lieux d'aisances, éviers, vacheries, écuries, poulaillers, porcheries, gargouilles, plombs et tuyaux de conduite pour les eaux sales.

On peut employer à cet effet un liquide composé de la manière suivante :

Après s'être procuré chez les marchands de produits chimiques du *sulfate de fer*, qui coûtera 30 centimes les 10 kilogrammes, et de l'*acide phénique brut*, qui coûtera 2 francs le kilogramme, on mêlera un demi-kilogramme d'acide phénique avec un demi-litre d'alcool qui, dans les campagnes, coûte environ un franc. Sans ce mélange préalable avec l'alcool, l'acide phénique brut, dont la consistance est celle d'une huile brunâtre, ne se dissoudrait point dans l'eau.

On fera ensuite dissoudre, dans dix litres d'eau, 600 grammes de sulfate de fer et deux ou trois cuillerées d'acide phénique mêlé à l'alcool.

Ces dix litres de liquide désinfectant reviendront donc à environ vingt-cinq centimes.

L'odeur de l'acide phénique persiste longtemps, ce qui a l'avantage de prolonger l'action désinfectante sur l'air des écuries, etc. ; mais si cette odeur semble désagréable dans les maisons, on peut faire usage d'un autre mélange.

Le chlorure de zinc très-employé dans les gares de chemin de fer, est produit en grandes quantités par l'usine Egasse, 29 rue de la Chapelle, à Paris ; c'est un résidu du mélange chimique formé pour la production du gaz hydrogène au moyen duquel on gonfle les aérostats. Ce chlo-

rure coûte un franc le litre : ainsi le mélange d'un demi-litre de chlorure de zinc
avec dix litres d'eau revient à cinquante
centimes. Son action désinfectante est immédiate et ne laisse aucune odeur.

Les précautions sanitaires contre le
choléra doivent être en ce moment l'objet
des soins attentifs des maires et des municipalités. Assurément nous pouvons espérer que le fléau ne nous atteindra point,
mais il ne faut pas s'endormir.

Si dans quelques communes les municipalités montrent peu de zèle pour
remplir ce devoir, les habitants éclairés de la commune devront former une
commission de trois membres ou plus,
qui veilleront à ce que toutes les précautions soient prises. Pour cela il ne
faut pas attendre que le choléra soit chez
nous : il faut se préparer d'avance et faire
acheter les produits peu coûteux que nous
venons d'indiquer, afin de désinfecter tout
ce qui devra l'être. Le Conseil municipal
pourrait voter une certaine somme pour
ces achats; les commissions formées pourraient acheter elles-mêmes en gros, et recéder ensuite les produits au détail, à prix
coûtant, aux habitants de la commune.

Tout dernièrement, M. Pasteur a fait

connaître les précautions qu'il conseille dans les pays envahis par le choléra, en se fondant sans doute sur cette idée que le choléra se propage principalement par les eaux ; à la vérité, on a remarqué que les localités situées le long des rivières sont beaucoup plus éprouvées que celles qui se trouvent sur les hauteurs.

Parmi ces recommandations de M. Pasteur, nous citerons celles qui paraissent le plus aisément praticables :

1° Ne point faire usage des eaux d'une localité envahie par le choléra, sans avoir fait bouillir d'abord ces eaux et les avoir agitées, une fois refroidies, pendant deux ou trois minutes, dans une bouteille à moitié remplie et bouchée : on les fait bouillir pour tuer les germes qui peuvent s'y trouver ; on les agite dans une bouteille afin de les mêler d'air, sans quoi elles seraient indigestes.

Pour la table, on emploiera avec avantage des eaux minérales naturelles que l'on vend partout en bouteilles.

2° Le vin devra être chauffé en bouteille, jusqu'à 55 ou 60 degrés (au bain marie) ; on devra le boire, ainsi que l'eau, dans des verres chauffés à 150 degrés au moins.

J'ajoute que l'appréciation et même

l'application de cette température à des vases de verre étant difficile, il serait mieux d'employer des gobelets de métal, tels que ceux des soldats ; on les mettrait chauffer sur la braise ou dans le four pendant dix minutes avant de s'en servir pour boire.

3° Tous les vases employés aux usages alimentaires devraient, selon M. Pasteur, être portés à la température de 150 degrés au moins, avant d'en faire usage : pour cela, le mieux serait de les mettre pendant un certain temps dans le four d'un fourneau convenablement chauffé.

4° L'eau employée pour les soins de propreté devra être mêlée de quelques gouttes d'acide phénique : on se lavera plusieurs fois par jour la figure et les mains avec cette eau. Ajoutons qu'on ne devra jamais manquer de laver immédiatement avec de l'eau phéniquée les ustensiles qui auront servi à soigner des cholériques.

Il reste enfin une recommandation à faire, c'est d'éviter la peur. Beaucoup de femmes qui ont soigné sans frayeur des êtres atteints de petite vérole ou de croup, beaucoup d'hommes qui ont vu les batailles sans pâlir, se sentent faibles à l'approche de cet ennemi inconnu, invisible :

le choléra. Cette faiblesse est d'autant plus à craindre qu'elle prédispose certainement à la maladie.

Il est un moyen assuré de la combattre et de la vaincre.

Nous avons tous quelqu'un à défendre : une femme ou une fille, des fils, de vieux parents, des serviteurs ; ne fût-ce même que nos voisins.

Veillons sur eux, soyons leurs guides. Insistons sur les soins qu'ils doivent prendre de leur personne, de leur habitation. Inquiétons-nous des moindres détails pour les protéger. Ce fier et juste sentiment du devoir, ce doux et chaleureux souci de nos proches, nous donneront la joie de résister aux lâchetés secrètes, en même temps que notre exemple réconfortera les cœurs.

Juillet 1884.

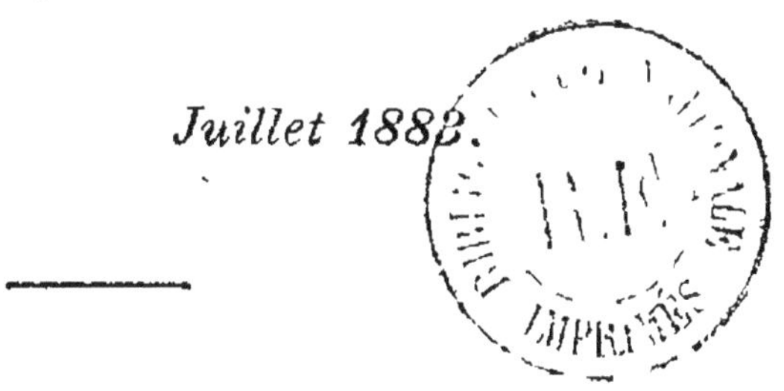

Meaux. — Imp. DESTOUCHES, rue de la Juiverie, 1.

www.ingramcontent.com/pod-product-compliance
Ingram Content Group UK Ltd.
Pitfield, Milton Keynes, MK11 3LW, UK
UKHW021208140726
13695UKWH00005B/2406